Docteur J. AOUST

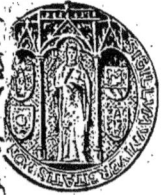

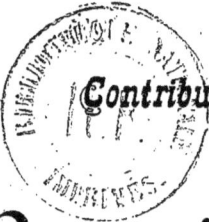

Contribution à l'Étude Expérimentale

de la

Vaccination

antirabique

MONTPELLIER
GUSTAVE FIRMIN ET MONTANE

Travail du Laboratoire de Microbiologie

DE MONTPELLIER

CONTRIBUTION

A L'ÉTUDE EXPÉRIMENTALE

DE LA

VACCINATION ANTIRABIQUE

ESSAIS DE SÉROTHÉRAPIE
EXPÉRIENCES SUR LES PRÉTENDUES PROPRIÉTÉS
ANTIRABIQUES DE LA BILE

PAR

JOSEPH AOUST

DOCTEUR EN MÉDECINE

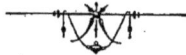

MONTPELLIER

G. FIRMIN ET MONTANE, IMPRIMEURS DE L'UNIVERSITÉ

Rue Ferdinand-Fabre et Quai du Verdanson

1900

A MON PÈRE

A MA MÈRE

A MON FRÈRE

J. AOUST.

A mon Président de Thèse

M. le Professeur RODET

DIRECTEUR DU LABORATOIRE DE MICROBIOLOGIE

A. M. le Docteur PAULET

PROFESSEUR HONORAIRE A LA FACULTÉ DE MÉDECINE

A M. le Professeur-Agrégé GALAVIELLE

J. AOUST.

A TOUS MES MAITRES DE LA FACULTÉ

ET DES HOPITAUX

A MES AMIS

J. AOUST.

INTRODUCTION

La méthode Pasteur est couramment employée dans les Instituts qui s'occupent du traitement des personnes mordues par des animaux enragés.

On sait que ce traitement consiste à vacciner ces malades pendant la période d'incubation avec des moelles rabiques desséchées, provenant de lapins morts de la rage. Cette méthode constitue un excellent *moyen préventif*, et les statistiques des Instituts Pasteur montrent d'une façon évidente l'excellence de la méthode, en rendant presque nulle la mortalité des personnes mordues.

Plus tard, certains auteurs ont essayé de modifier l'action du virus rabique par le sang d'animaux fortement vaccinés. Ils espéraient, par ce procédé nouveau de sérothérapie, créer une méthode générale dont l'application semblait devoir rendre de grands services.

Nous avons essayé dans ce modeste travail de grouper les différentes expériences qui ont été faites dans ce but, et d'examiner le pouvoir *immunisant* du sang d'animaux de diverses espèces, préalablement fortement vaccinés.

Dans une première partie, nous donnerons l'historique de la question, nous efforçant de mettre en évidence toutes les recherches qui ont été faites jusqu'à ce jour, en y ajoutant les expériences *inédites* de M. le professeur Rodet et de M. le professeur-agrégé Galavielle.

Mais les essais de sérothérapie ayant fait soupçonner l'existence, dans le sérum des animaux vaccinés, d'une substance antirabique, il était indiqué de la rechercher dans les sécrétions. On pouvait même se demander si elle n'y serait pas plus abondante. C'est dans cet ordre d'idées que des auteurs ont publié le résultat de recherches sur la propriété antirabique de la bile d'animaux enragés. Il nous a paru utile de contrôler ces derniers faits, et l'exposé de nos propres expériences fera l'objet de la seconde partie de ce travail.

Qu'il nous soit permis d'abord d'exprimer notre profonde gratitude à M. le professeur Rodet pour l'amabilité avec laquelle il nous a fourni dans son laboratoire les éléments de nos expériences, et la bienveillante sollicitude qu'ils nous a témoignée dans l'accomplissement de notre tâche. Nous lui devons aussi un hommage de reconnaissance pour avoir bien voulu accepter la présidence de notre thèse.

M. le professeur-agrégé Galavielle, qui depuis longtemps nous honore de son amitié, et qui a si obligeamment guidé nos premiers pas dans la science médicale, nous a fait profiter de ses savants conseils et du fruit de son expérience pour traiter le sujet que nous avons choisi. Pour nous, il a dévoilé les secrets du laboratoire et enseigné le *modus faciendi*. Nous le remercions vivement de ses leçons si affectueuses, et nous le prions d'agréer l'expression de notre reconnaissance tout amicale.

Mais avant de demander à notre jury de thèse de vouloir bien consacrer par un jugement favorable la fin de nos études, nous avons le doux devoir d'adresser à tous nos maîtres de la Faculté de médecine de Montpellier notre publique reconnaissance. M. le professeur Granel peut être assuré que nous garderons toujours le plus respectueux souvenir de la bienveillance particulière qu'il nous a marquée à chaque instant. M. le professeur Vialleton avait le talent de nous intéresser aux questions les plus ingrates ; nous lui conserverons, en en même temps qu'une grande admiration pour sa haute science, notre profonde et modeste sympathie.

Nous avons appris la science clinique, la connaissance du malade et de la maladie, auprès de maîtres éminents, tels que MM. les professeurs Grynfellt, Grasset et Estor ; c'est vers eux que notre pensée se reportera souvent au cours de notre carrière médicale ; ce sont leurs enseignements qui reviendront sans cesse à notre esprit ; nous sommes heureux d'avoir l'occasion de leur adresser nos plus sincères remerciements.

Nous avons contracté la même dette de reconnaissance envers MM. les professeurs Gilis et Bosc, et MM. les professeurs-agrégés Moitessier et Mouret. MM. les professeurs Hamelin et Sabatier ont bien voulu reporter sur nous l'affection qu'ils avaient pour notre père ; nous leur offrons ici notre respectueux attachement.

La sympathie de M. le professeur Paulet nous a accompagné pendant tout le cours de nos études. S'il ne nous a point été donné d'être son élève, nous savons tout le prix de la haute amitié dont il nous a honoré et des sages conseils dont il a été toujours prodigue envers nous Nous ne pensons pas, par ces quelques lignes de sympathie, nous acquitter de tout ce que nous lui devons ; mais nous comptons sur sa paternelle indulgence pour y voir la marque de notre respectueuse affection et de notre inaltérable dévouement.

CONTRIBUTION A L'ÉTUDE EXPÉRIMENTALE

DE LA

VACCINATION ANTIRABIQUE

CHAPITRE PREMIER

ESSAIS DE SÉROTHÉRAPIE

C'est à Babès et à ses collaborateurs que l'on doit les premières tentatives de sérothérapie antirabique.

Dès 1890, Babès et Lepp avaient déjà dit que des chiens, même après morsure, recevant du sang d'animaux très vaccinés, pouvaient être réfractaires à la rage. *C'étaient les premiers résultats positifs de vaccination, contre une maladie naturelle, avec le sang des animaux immunisés.*

Depuis, Babès et Cerchez (1), ayant pris un certain nombre de chiens, les ayant vaccinés et revaccinés contre la rage, ont essayé de rechercher quelle était l'action de

---

(1) Babès et Cerchez. Expériences sur l'atténuation du virus fixe rabique (*Annales de l'Inst. Pasteur*, oct. 1891).

leur sang sur du virus rabique fixe ; ils ont fait, dans ce but, deux séries d'expériences.

Dans les premières, faites avec Lepp et répétées depuis par MM. Eremia et Talasescu, ils ont employé trois modes d'inoculation :

1° Ils ont injecté, sous la peau, aux chiens et aux lapins d'expérience, d'abord le sang de chien réfractaire, puis le virus fixe ou le virus des rues ;

2° Ils ont fait les deux injections simultanément ;

3° Ils ont commencé par le virus rabique et ont continué par des injections de sang.

Le résultat de ces expériences démontra que le sang de chien réfractaire, inoculé aux lapins avant ou après l'injection avec le virus de la rage des rues, n'atténue pas sensiblement l'infection. Au contraire, chez le chien, cette infection s'atténue et son sang paraît acquérir des propriétés immunisantes, car, sur quatre chiens, inoculés par trépanation avec du virus rabique et traités ensuite avec du sang de chien réfractaire, deux ont succombé avec un retard notable et deux ont résisté.

Dans une *deuxième série* d'expériences, les mêmes auteurs ont inoculé à des lapins un mélange fait de sang de chien vacciné et d'émulsion filtrée de virus fixe. En inoculant ce mélange à des lapins, et à des chiens immédiatement ou une heure après sa préparation, ces animaux succombèrent toujours à la rage. Au contraire, en laissant le sang plus longtemps en contact avec le virus fixe, le virus perdit peu à peu son activité. Ainsi, deux lapins furent trépanés et inoculés avec un mélange fait depuis six heures d'émulsion filtrée de virus fixe et de sang de chien réfractaire. L'un d'eux résista et l'autre mourut trente-six jours après d'une maladie qui n'était pas la rage, puisque l'inoculation de son bulbe resta sans résultat.

Il semble donc que le virus rabique soit détruit par son mélange avec le sang de chiens immunisés.

Des résultats de l'ensemble de ces recherches, les auteurs concluaient que « les liquides ou les cellules des animaux immunisés ou naturellement réfractaires (?) contre la rage sont en état de transmettre une certaine immunité à d'autres animaux ».

Plus tard, Babès, en collaboration avec Talasescu, reprit les expériences qu'il avait entreprises, tout d'abord, en 1891, avec Cerchez (1). A ce moment, ils eurent à leur disposition un grand nombre de chiens très vaccinés, ce qui leur permit de reprendre et d'élargir le cadre de ces recherches primitives. Tout d'abord, ils ont cherché lequel des éléments du sang préserve et guérit. Leurs chiens, immunisés et infectés ensuite quatre ou cinq fois sous la dure-mère avec le virus fixe, reçurent plusieurs traitements forts et, de temps en temps, des quantités considérables (10 à 20 grammes) de virus fixe sous la peau. Ces chiens leur donnèrent le sang qu'ils inoculèrent en partie à un chien tel qu'il était extrait. Ils inoculèrent ensuite un autre chien avec du sang défibriné, dont le « caillot était incomplètement formé et dont le sérum était encore assez coloré ». Enfin, d'autres animaux reçurent la même quantité d'inoculation avec le caillot, passé à l'étamine, du sang des mêmes chiens.

---

(1) Babès et Talasescu. Etudes sur la rage (*Ann. de l'Institut Pasteur*, 1894).

Le chien qui avait reçu du sérum (les auteurs ne précisent pas la quantité de sérum injecté) complètement décoloré et défibriné succomba à la rage dix-neuf jours après le commencement du traitement. Les autres chiens qui avaient reçu la même quantité d'inoculations faites avec le caillot, passé à l'étamine, du sang des mêmes chiens moururent à peu près en même temps de la rage, seize à dix-sept jours après l'infection.

Enfin, d'autres animaux reçurent du sérum de chiens immunisés.

On inocula à deux chiens, pendant deux jours de suite, 0,05 cc. de sérum pur ; le lendemain, on les infecta par du virus fixe injecté dans le corps vitré de l'œil ; le même jour et les trois jours suivants, ils reçurent 0,10 cc. de sérum pur ; le quatrième jour, 0,20 cc. On les laissa en repos pendant six jours ; puis, de nouveau, deux jours de suite, ils reçurent 0,10 à 0,15 cc. de sérum. Les chiens étaient encore vivants après un an et sept mois.

Il résulterait donc de ces expériences que c'est le sérum du sang qui agit le plus efficacement pour vacciner et pour guérir la rage, tandis qu'au contraire, le sérum imparfaitement formé et le caillot n'ont pas pu empêcher la rage après une infection très forte.

On sait que les lapins sont beaucoup plus difficiles à vacciner contre une forte infection que les chiens. Babès avait déjà obtenu, au moyen de la vaccination pasteurienne, deux lapins réfractaires contre l'infection sous-durale, avec le virus fixe, tandis que, dans d'autres essais très nombreux, il avait toujours échoué.

Dans ses recherches publiées dans les *Annales de l'Institut Pasteur*, il avait obtenu quelques résultats partiels, c'est-à-dire une prolongation remarquable de la durée d'incubation, produite par une vaccination antérieure avec le sang des chiens immunisés.

En reprenant les expériences avec Talasescu, il obtint les résultats suivants :

Un lapin reçoit, sous la peau, trois inoculations de 0,01 cc. de sérum pur ; six jours après, il est inoculé dans le corps vitré avec du virus fixe ; douze jours après, il est paralysé. Le lendemain, c'est-à-dire le 13ᵉ jour, il reçoit 0,03 cc. de sérum dans la veine jugulaire ; après une heure, il se lève et paraît bien portant. On répète la même opération après deux heures ; cinq heures après, on lui injecte encore 0,03 cc. de sérum dans le péritoine ; quatorze heures après la première injection thérapeutique, la paralysie recommence, et, malgré une nouvelle injection péritonéale, l'animal succombe le lendemain.

Un autre lapin, traité à la même époque et de la même manière, tombe malade avec un commencement de paralysie le 14ᵉ jour ; il est alors inoculé avec 0,03 cc. de sang dans la veine jugulaire ; après deux heures, il se lève, mange et paraît bien portant, durant deux jours. Pendant ce temps, il reçoit quatre fois du sérum dans les veines et dans le péritoine. Le 17ᵉ jour, la paralysie recommence et il meurt le 18ᵉ jour, malgré une nouvelle injection intraveineuse.

Un troisième lapin reçoit le même traitement ; il tombe malade le 18ᵉ jour ; on lui fait alors une inoculation intraveineuse et, après une amélioration de quelques heures, il meurt le 20ᵉ jour.

Les lapins de contrôle, qui avaient été infectés le même jour et de la même manière, avaient succombé, le 11ᵉ et le 12ᵉ jour, à la rage.

Cette série d'expériences montre que :

1° Trois injections sous-cutanées de sérum, injectées avant une infection intra cérébrale très forte, peuvent produire un retard sensible dans la manifestation de la rage chez le lapin ;

2° Chez les animaux, l'injection intraveineuse et intrapéritonéale de ce sérum, pratiquée après le début des paralysies, produit une amélioration évidente, mais passagère. Cette amélioration semblerait se produire seulement dans la rage atténuée ou retardée, car une autre série de lapins, inoculés sous la dure mère avec le virus fixe et traités de la même manière après l'apparition des premiers symptômes, n'éprouvaient aucune amélioration de leur état, après plusieurs injections intraveineuses et péritonéales du même sérum.

Jusqu'ici, les expériences avaient été faites avec du sérum liquide. Mais ce sérum ne pouvait se conserver longtemps. Babès et Talasescu (1) eurent l'idée de précipiter ce sérum par l'alcool et de le faire sécher dans le vide. Ce sérum fut conservé sous forme de poudre.

Ce précipité alcoolique du sérum des chiens possède un grand pouvoir vaccinatoire.

Trois lapins reçurent, du 19 novembre au 1ᵉʳ décembre 1892, tous les jours, 30 cgr. de précipité de sérum de chien fortement vacciné. Le 5 décembre, on les infecta dans le corps vitré avec le virus fixe, en même temps qu'un lapin de contrôle qui succomba neuf jours après à la rage. Les lapins vaccinés reçurent, les 7, 9 et 11 décembre, 30 cgr. de précipité. *Tous survécurent.*

---

(1) Babès et Talasescu. — *Ann. de l'Inst. Pasteur*, 1894.

Parmi ces lapins vaccinés, l'un mourut le 24 décembre avec cachexie, sans symptôme de rage ; le second mourut le même jour, sans lésion de la rage, et le troisième mourut de pleuro-pneumonie, le 30 décembre. Un quatrième lapin, qui avait été seulement vacciné avec les autres, sans être infecté, mourut de cachexie, le 20 décembre. Les moelles de tous ces lapins n'étaient pas virulentes.

Plus tard désirant avoir une plus grande quantité de sérum immunisant à leur disposition (les lapins leur en fournissant très peu), les mêmes auteurs immunisèrent, par la méthode de Galtier, deux moutons, dont ils avaient renforcé le pouvoir immunisant du sang, par des trépanations répétées et par l'inoculation sous-cutanée de grandes quantités de virus fixe, pendant un an. Le sang de ces moutons fut recueilli périodiquement et le sérum, précipité par l'alcool et séché dans le vide, fut conservé sous forme de poudre.

Trois lapins ont été infectés sous la dure-mère avec du virus fixe et un autre fut infecté dans le corps vitré ; au début de la fièvre prodromique, on leur donna, chaque jour, 25 cgr. du précipité dilué dans 10 gr. de bouillon. La marche de la maladie ne fut en rien modifiée. Tous les lapins moururent.

Dans d'autres expériences, Babès et Talasescu inoculèrent, le 9 et le 17 octobre 1892, deux lapins avec 25 cgr. de précipité. Le 23 octobre, ces lapins et un lapin de contrôle furent infectés dans le corps vitré avec le virus fixe. Le lapin de contrôle mourut le 29 octobre de la rage ; les deux lapins traités reçurent le 24 et le 29 octobre, de nouveau, du précipité alcoolique ; le 1er novembre, le plus petit lapin mourut de la rage ; l'autre était bien portant ; le 18 novembre, ce lapin faiblit, on lui donne alors 8 gr.

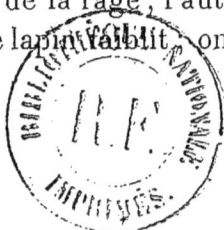

de précipité et 4 gr. de sang de chien immunisé ; le 20 novembre, même dose de précipité et de sang immunisé.
Ce lapin mourut le 20 décembre d'une maladie accidentelle (sa moelle inoculée par trépanation resta sans
résultat).

De ces expériences, ces auteurs conclurent qu'on peut
vacciner les lapins, même contre le virus le plus fort, par
des injections de précipité alcoolique de sérum de sang
de chien fortement vacciné. Le même résultat a été
obtenu avec le précipité alcoolique du sérum de mouton
immunisé.

Le sérum de sang de chien fortement immunisé possède donc un certain pouvoir d'immunisation à l'égard
du virus fixe ; mais ce pouvoir n'est pas complet ; il retarde
l'apparition des phénomènes rabiques et ce retard est de
peu de jours. Babès et Talasescu, qui, dans vingt expériences, n'ont pas sauvé des lapins, trépanés avec du virus
fixe, en leur injectant ensuite du sérum de sang de chien,
ont eu deux succès sur trois expériences, en employant le
sérum des lapins rendus réfractaires contre l'action du
virus fixe. Ils infectèrent sous la dure-mère trois lapins
avec du virus fixe. Immédiatement après la trépanation,
ces lapins reçurent, plusieurs jours, des doses variant de
2 gr. à 4 gr. de sérum de lapin immunisé. Ce sérum avait
été injecté à deux des lapins dans le péritoine ; le troisième l'avait reçu sous la peau. Ce dernier mourut avec
un retard de cinq jours ; les deux autres survécurent.

Tizzoni et Schwarz (1), en modifiant quelque peu la

---

(1) Tizzoni et Schwarz. — Le sérum du sang des animaux vaccinés contre la rage ; son rôle dans l'immunité et la guérison

méthode de Pasteur, ont réussi à vacciner des lapins contre la rage.

Le sérum de ces lapins vaccinés se montra doué de la propriété de détruire le virus rabique lorsqu'on le mélange *in vitro* à ce virus, fait qu'ils constatèrent en introduisant ce mélange par trépanation sous la dure-mère. Le sérum des lapins non vaccinés n'avait pas d'action sur le virus rabique. Le résultat de leurs expériences furent les suivants : ils constatèrent que le sérum des lapins vaccinés peut donner d'une façon constante l'immunité aux lapins neufs, si on le leur injecte dans les veines à la dose de 5 centimètres cubes.

La substance active du sérum peut être précipitée par l'alcool et le sulfate de magnésie, ce qui la ferait rentrer dans la classe des globulines.

Le sérum des chiens vaccinés agit dans le même sens que celui des lapins, mais avec une efficacité plus restreinte.

Calabrèse (1) conclut dans le même sens que Tizzoni et Schwarz. Il s'est demandé si la sérothérapie de la rage avait une base expérimentale et quels sont les avantages que l'on peut en retirer. Pour résoudre ces diverses questions, il injecte, dans le péritoine du lapin, du virus fixe, à dose croissante, de un quart de centimètre cube à 15 ou

---

de cette maladie. — *Riforma medica.* 23 août 1891. Rés. dans les *Archives de médecine expérimentale et d'anatomie pathologique,* 1891, page 694.

(1) Calabrèse. — Recherches sur l'immunisation contre la rage ; Société italienne de médecine interne, 1897. *Semaine médicale,* même année, p. 405.

20 cc. ; ces lapins résistèrent plusieurs fois. Il expérimenta aussi sur des brebis en les immunisant fortement
par la méthode *intraveineuse* et en renouvelant maintes
fois les injections à de longs intervalles et à doses crois-
santes ; les brebis résistèrent plusieurs fois à l'injection
intra-oculaire de virus fixe, injection répétée au bout d'un
mois.

Enfin, il immunisa des chiens par la méthode Pasteur
et par l'injection intraveineuse de moelle peu atténuée
(méthode de Protopopoff); ces animaux ont résisté à la
trépanation avec le virus de la rage des rues, mais pas
avec le virus fixe. Enfin, une autre série d'animaux (brebis,
chiens, lapins) a été traitée par la méthode de Tizzoni,
c'est-à-dire avec le virus fixe atténué par le suc gastrique.

De toutes ces expériences, il croit pouvoir conclure :

1° Que le sérum des chiens traités par la méthode
Pasteur n'a pas de pouvoir immunisant ;

2° Que le sérum des lapins immunisés par la méthode
péritonéale a un pouvoir immunisant contre le virus de la
rage des rues et le virus fixe ;

3° Que le sérum des brebis immunisées par l'injection
intraveineuse est aussi immunisant, mais à un degré
moindre.

On voit, en somme, que les expériences de sérothérapie
antirabique ont été faites dans des conditions très diverses, tant au point de vue du choix des animaux d'épreuve
(chiens, lapins) qu'à celui de l'espèce animale fournissant le sérum. A ce dernier point de vue, dans la plupart
des essais, on avait employé le sang du chien et du lapin
rendu réfractaire.

MM. Rodet et Galavielle se sont demandé, indépendamment des auteurs sus-mentionnés, si on ne pourrait pas obtenir de meilleurs résultats en immunisant le mouton par la méthode de Galtier. Ils ont donc repris ces expériences, et ont bien voulu nous les communiquer. Se basant sur les faits de Galtier (1), qui avait remarqué que les moutons sont réfractaires au virus rabique introduit dans les veines, et que les injections intraveineuses les vaccinent à l'égard de l'inoculation sous-cutanée, ils expérimentèrent sur un mouton auquel ils injectèrent une grande quantité de virus rabique dans les veines.

Voici les détails de l'immunisation du mouton :

Le 24 décembre 1897. — Le mouton reçoit 0,02 cc. d'une dilution contenant 3/4 de cc. environ de moelle rabique, ayant subi 7 jours de dessication. Pour éviter les embolies, ils eurent le soin de filtrer préalablement à travers plusieurs épaisseurs de linge fin la substance en dissolution. L'injection fut faite dans la veine jugulaire gauche.

27 décembre. — Injection de 0,03 cc. d'une solution filtrée d'une moelle de 7 jours, dans la veine jugulaire droite.

31 décembre. — Injection de 0,03 cc. de solution filtrée de moelle de 6 jours, dans la veine jugulaire droite.

4 janvier 1898. — Injection de 0,05 cc. de solution filtrée d'une moelle de 6 jours. L'injection n'a pas été sûrement faite dans la veine.

_____

(1) Mémoire de Galtier. *Comptes-rendus de l'Académie des Sciences*, août 1881.

Quelque temps après, M. Nocard montra que cette méthode s'applique également au cheval.

5 janvier. — Injection de 0.03 cc. de solution filtrée d'une moelle de 6 jours ; veine jugulaire.

8 janvier. - Injection de 0,02 cc. de solution filtrée du cerveau d'un lapin préalablement inoculé avec le cerveau d'un chien de Junas (rage des rues).

11 janvier. — Injection de 0,04 cc. de la solution précédente.

15 janvier. — Inject. de 0,03 cc. d'une moelle de 5 jours.

19	—	—	0,04	—	5	—
26	—	—	0,04	—	4	—
2 février.	—	—	0,03	—	3	—

Le mouton se porte toujours fort bien.

Le 21 février. — *Saignée du mouton 1/2 litre*

3 mars. — Inject. de 0,08 cc. d'une moelle de 6 jours.

4	—	—	0,10	—	5	—
10	—	—	0,10	—	4	—
13	—	—	0,08	—	3	—

16 — — 0,05 cc. de virus fixe, c'est-à-dire de virus frais non modifié par la dessication.

18 mars. — Injection de 0,10 cc. de virus fixe.

21	—	—	0,08	—
28	—	—	0,05	—
6 avril.	—	—	0,08	—

A cette date, on interrompt les injections pour laisser reposer le mouton.

On reprend les injections :

Le 7 septembre. — Injection intraveineuse de 0,03 cc. d'une moelle de 6 jours.

10 septembre. — Injection de 0,08 cc. d'une moelle de cinq jours.

13 septembre. — Injection de 0,05 cc. de virus fixe.

15	—	—	—	—
16	—	—	—	—
20	—	—	—	—
24	—	—	0,06	—
27	—	—	0,05	—
30	—	—	0,10	—
3 octobre.	—	—	0,10	—
6	—	—	0,12	—

Le 8 octobre. — *Deuxième saignée.*

17 octobre. — Injection de 0,05 cc. de virus fixe.

20	—	—	0,07	—
22	—	—	—	—
24	—	—	0,08	—
26	—	—	0,10	—
28	—	—	—	—
31	—	—	—	—
3 novembre.	—	—	—	—
5	—	—	—	—
7	—	—	—	—
9	—	—	—	—
11	—	—	—	—
13	—	—	—	—
15	—	—	—	—
18	—	—	—	—

On fait une nouvelle interruption.

On reprend les injections :

7 mars 1899. — Injection de 0,05 cc. de virus fixe.

8	—	—	—	—
10	—	—	—	—
11	—	—	—	—
14	—	—	—	—

Le 1er avril. - *Troisième saignée.*

C'est avec le sérum de ce mouton ayant reçu une très grande quantité de virus rabique par la voie intraveineuse qu'ont été faites les expériences suivantes :

A. — EXPÉRIENCES FAITES AVEC DES MOELLES TRÈS VIRULENTES OU AVEC DU VIRUS FIXE

Dans ces diverses expériences, on a varié le mode d'introduction du sérum. Dans ce but, on a successivement employé les voies sous cutanées, intrapéritonéales et intracérébrales. On a, de plus, mélangé *in vitro* le sérum au virus fixe et on l'a administré soit durant l'incubation, soit après l'apparition des premiers symptômes.

a) *Sérum par voie sous-cutanée*

Expérience I

14 février. — Un lapin reçoit par trépanation une moelle de 6 jours.

23 février. — Injection sous-cutanée de 0,10 cc. de sérum de mouton de la première saignée.

24 février. — Paralysie (incubation 10 jours).

27 — Mort.

14 février. — Un autre lapin reçoit par trépanation une moelle de 6 jours.

23 février. — Injection sous-cutanée de 0,05 cc. du même sérum.

24 février. — Paralysie (incubation : 10 jours).

27 — Mort.

_____

14 février. — Un lapin témoin reçoit par trépanation une moelle de 6 jours (la même que précédemment).

24 février. — Paralysie (incubation : 10 jours).

27 — Mort.

D'après ces expériences, le sérum donné *à la fin de l'incubation* paraît inefficace. Le retard apporté à la mort des lapins d'expérience est dû à l'atténuation de la virulence de la moelle. Le lapin témoin confirme ce fait.

b) *Sérum par voie intrapéritonéale*

Expérience II

15 octobre. — Un lapin est trépané et reçoit environ 1/4 de cc. de virus dans le cerveau.

17 octobre. — On inocule dans le péritoine 0,10 cc. de sérum antirabique de la deuxième saignée.

18 octobre. — Il reçoit encore 10 cc. de sérum anti-rabique.

20 octobre. — Il reçoit encore une même dose de ce sérum dans le péritoine.

22 octobre. — Paralysie (incubation : 7 jours).

24 — Mort.

Cette expérience démontre que le sérum introduit dans le péritoine *durant l'incubation* est resté inefficace.

Des expériences de Roux et Borrel avaient démontré qu'on pouvait obtenir la guérison du tétanos chez le cobaye en inoculant dans son cerveau du sérum antitétanique. MM. Rodet et Galavielle ont voulu reprendre ces expériences avec le sérum antirabique, afin de vérifier si leur sérum, par ce mode d'introduction, ne présenterait pas des propriétés curatives. C'est dans ce but qu'ils ont fait les expériences suivantes.

c) Sérum par voie intracérébrale

Expérience III

30 avril. — Trépanation d'un lapin avec une moelle de 6 jours ; 1/4 de cc. d'émulsion.

7 mai. — Paralysie (incubation : 8 jours).

9 — On inocule dans son cerveau 1/2 cc. de sérum antirabique de la première saignée.

11 mai. — Deuxième inoculation intracérébrale du même sérum.

13 mai. — Mort.

Plusieurs injections de sérum faites dans le cerveau *après l'apparition des symptômes rabiques* ont retardé la mort de ce lapin de plusieurs jours. En effet, un lapin témoin inoculé le même jour a été paralysé le huitième et est mort le onzième jour après la trépanation.

Expérience IV

4 mai. — Trépanation d'un lapin avec du virus fixe ; 1/4 de cc.

9 mai. — Il reçoit dans le cerveau 1/2 cc. de sérum antirabique de la première saignée.

11 mai. — Paralysie (incubation : 7 jours).

17 — Mort.

_____

4 mai. — Un autre lapin est trépané et reçoit dans le cerveau 1/4 de cc. d'une émulsion de virus fixe.

8 mai. — On lui fait une injection intracérébrale d'un 1/2 cc. de sérum antirabique de la première saignée.

10 mai. — Nouvelle incubation.

L'animal, qui, depuis sa première injection de sérum, présentait des mouvements de manège, fut guéri lors de la deuxième injection.

11 mai. — Paralysie (incubation : 7 jours).

12 — Mort.

_____

4 mai. — Un lapin témoin reçut dans le cerveau par trépanation la même dose de virus fixe.

11 mai. — Paralysie.

14 — Mort.

Expérience V

5 mai. — Un lapin reçoit par trépanation 1/4 de cc. de virus fixe.

11 mai. — Il reçoit 1/2 cc. de sérum antirabique de la première saignée dans le cerveau.

12 mai. — Paralysie (incubation : 7 jours).

16 — Mort.

De l'ensemble de ces expériences, on peut conclure que le sérum antirabique inoculé directement dans le cerveau *avant le début des paralysies* n'a pas semblé exercer d'influence sur leur apparition. En revanche, bien que l'action de ce sérum n'ait pas été constante, dans un cas, la mort du lapin a eu lieu bien après les paralysies, retard appréciable que confirme le lapin témoin.

Expérience VI

26 mai. – Un lapin est trépané et reçoit dans le cerveau 1 cc. d'un mélange fait en parties égales de virus fixe et de sérum antirabique de la première saignée.

4 juin. — Le lapin est bien portant.

6 — Paralysie (12 jours d'incubation). La pupille de l'animal est dilatée, il présente de l'exorbitisme, de l'opisthotonos ; en même temps, il fait très fréquemment des mouvements avec les pattes antérieures, comme pour essayer de se relever. La paralysie prédomine surtout dans les pattes postérieures.

10 juin. — Mort.

_____

26 mai. — Lapin témoin trépané avec 1/4 de cc. de virus fixe.

2 juin. — Paralysie (incubation : 7 jours).

6 — Mort.

Expérience VII

9 juin. — Un lapin est trépané et reçoit dans le cerveau 1/2 cc. d'une émulsion composée de parties égales de virus fixe et de sérum antirabique de la première saignée.

18 juin. — Paralysie (9 jours d'incubation).

23 — Mort.

_____

9 juin. — Un autre lapin reçoit la même dose de la même émulsion.

18 juin. — Paralysie (incubation : 9 jours).

22 — Mort.

Expérience VIII

12 octobre. — Un lapin est trépané et reçoit 1/2 cc. d'un mélange composé de parties égales de virus fixe et de sérum antirabique de la deuxième saignée.

19 octobre. — Paralysie (incubation : 7 jours).

23 — Mort.

Ces expériences montrent que, sur quatre lapins, trois ont présenté une prolongation d'incubation que le lapin témoin permet d'apprécier ; chez l'un de ces trois, on a pu observer une forme spéciale de paraplégie. Le quatrième est mort dans les délais ordinaires.

Mais, se demandant si ce retard dans la période d'incubation ne pourrait pas être produit par un sérum quelconque, MM. Rodet et Galavielle ont essayé l'action de sérums différents et ils ont injecté, mélangé à du virus fixe, du sérum antidiphtérique et antityphique.

Expérience IX

4 juin. — Un lapin trépané reçoit dans le cerveau 0,01 cc. d'un mélange en parties égales de virus fixe et de sérum antidiphtérique.

11 juin. — Paralysie (7 jours d'incubation).

15 — Mort.

———

4 juin. — Lapin trépané reçoit dans le cerveau 0,01 cc. d'un mélange en parties égales de virus fixe et de sérum antityphique (sérum d'un mouton immunisé contre le bacille d'Eberth).

10 juin. — Paralysie (6 jours d'incubation).

14 — Mort.

On peut donc conclure que le retard apporté dans la période d'incubation n'est pas dû à l'action banale des sérums, mais que le sérum antirabique est bien doué de propriétés spéciales, puisque les sérums antidiphtérique et antityphique n'ont donné aucun résultat.

B. — Expériences faites avec le virus des rues

Expérience I

3 mai 1899. — Un lapin reçoit par trépanation du virus des rues provenant d'un chien mort de rage à Palau-del-Vidre (Pyr.-Or.). Le cerveau de ce chien était depuis vingt jours dans la glycérine.

Le même jour, il reçoit *sous la peau* 0,05 cc. de sérum antirabique de la troisième saignée.

5 mai. — Il reçoit 0,05 cc. de sérum antirabique.

8	—	—	—	—	—
10	—	—	—	—	—
13	—	—	—	—	—
15	—	—	—	—	—
17	—	—	—	—	—
20	—	Le lapin est bien portant.			
25	—	—	—		

31 — Première apparition des paralysies (28 jours d'incubation). A ce moment, l'animal commence à se traîner sur le train postérieur; malgré cela, les pattes postérieures peuvent se placer sous son train, mais elles sont incapables de porter l'animal, de sorte qu'en marchant il rampe sur son train postérieur.

1er juin. — Les pattes sont devenues absolument flasques, il rampe sur le train antérieur et la paraplégie du train postérieur est complète.

2 juin. — Mort.

---

3 mai. — Un lapin reçoit par trépanation du même cerveau. Le même jour, on lui fait une injection *intra-veineuse* de 0,05 cc. de sérum antirabique de la troisième saignée.

5 mai. — Inoculation de 0,05 cc. de sérum.

8	—	—	—	—
10	—	—	—	—
13	—	—	—	—
15	—	—	—	—
17	—	—	—	—
26	—	—	—	—
29	—	Paralysie (26 jours d'incubation).		

Le lapin présente de la paralysie du train postérieur ; quand il veut essayer de marcher, il tombe toujours du côté gauche, cette patte étant plus paralysée que l'autre.

31 mai. — La paralysie s'étend aux quatre membres ; dans la soirée, il est incapable de se tenir sur ses pattes. La tête est portée très en arrière, et les muscles du cou sont contracturés.

1ᵉʳ juin. — Mort.

Le lapin témoin, trépané avec le même cerveau, est mort d'infection, de sorte qu'on ne peut conclure à un retard causé par le sérum administré à l'animal. Toutefois, si on se base sur ce qu'on observe habituellement chez les animaux recevant par trépanation du virus des rues, on voit que, chez ces derniers, l'incubation varie générale-ment entre 16 et 20 jours. Il faut se garder de tirer une conclusion ferme au sujet de ce retard, d'autant qu'ayant

inoculé, 10 jours après cette expérience, le cerveau du
même chien par trépanation à un lapin, ce dernier a présenté une incubation de deux mois. Ce fait est très expli-
cable, en ce sens que ce cerveau, conservé en glycérine,
avait probablement alors perdu une partie de sa virulence.

Expérience II

3 mai. — Lapin trépané reçoit *dans le cerveau* un
mélange en parties égales de virus des rues et de sérum
antirabique de la troisième saignée.

Le virus des rues provenait d'un lapin ayant été trépané
avec un cerveau de chien de Saint-Mathieu-de-Tréviers,
et le lapin était mort le 22 mars.

19 mai. — Paraplégie (16 jours d'incubation).

23 — La paralysie du train postérieur persiste
seulement.

29 mai. - La paralysie se généralise.

1er juin. — Mort.

Un lapin témoin reçut, le même jour, par trépanation,
du cerveau des rues, provenant du même chien mort à
Saint-Mathieu-de-Tréviers. Il a été paralysé le dix-hui-
tième jour, et mourut le vingt-unième jour.

On peut donc penser que le sérum paraît avoir agi dans
le cas de ce lapin, puisque, contrairement au témoin, la
durée de l'incubation a été de seize jours et la mort n'est
arrivée qu'au vingt-neuvième jour.

Il est à remarquer que, dans la première expérience, les
lapins ont présenté une forme *paraplégique* que l'on
n'observe généralement pas chez les lapins succombant
soit à la rage fixe, soit à la rage des rues.

En effet, ces animaux perdent partiellement la motilité du train postérieur ; c'est une vraie parésie de cette région.

Le lapin est susceptible de faire avec ses membres parésiés les mouvements nécessaires à la marche, mais il est incapable de se soutenir sur ses pattes, de sorte que lorsqu'il veut marcher, son ventre traîne sur le sol ; ce n'est que dans les derniers jours de la maladie au moment où les pattes antérieures deviennent parésiées, que l'animal présente une véritable reptation. Il ne tombe sur le côté que la veille ou l'avant-veille de la mort.

Les lapins ayant reçu par trépanation du virus fixe sans autre traitement présentent les symptômes de la maladie vers le 7ᵐᵉ jour. Ceux-ci consistent en un défaut de stabilité du lapin sur les quatre membres, qui témoigne d'une parésie étendue à tout le système musculaire. Le lendemain, ils sont couchés sur le côté, incapables de se relever.

Il est utile de noter aussi, pour la seconde expérience, l'énorme durée existant entre l'apparition des paralysies et la mort. En effet, les lapins qui succombent à la rage des rues meurent généralement dans les deux ou trois jours qui suivent la paralysie ; dans le cas dont il s'agit, on remarque une durée de plus de 10 jours entre la première manifestation de la maladie et la mort, chose tout à fait anormale.

On voit, d'après ces expériences, que notre sérum a manifesté une réelle propriété spécifique dans certaines conditions.

Autant qu'il nous est permis de comparer nos expériences avec les essais précédemment cités, il ne paraît cependant pas qu'il soit plus efficace que le sérum préparé par les expérimentateurs qui nous ont précédé dans cette voie.

Il est difficile de comparer notre sérum avec le sérum de chien préparé par Babès; les conditions expérimentales sont différentes et, notamment, les succès de Babès ont été obtenus surtout chez le chien, tandis que notre sérum de mouton a été éprouvé exclusivement sur le lapin. Mais notre sérum de mouton paraît, autant qu'on qu'on peut établir la comparaison des expériences, avoir été plutôt moins efficace que le sérum des lapins vaccinés des précédents auteurs.

En terminant cette étude sur le pouvoir vaccinant du sérum du sang d'animaux immunisés, nous citerons une première application de sérothérapie qui a été faite à l'homme.

Babès et Cerchez, voyant dans leurs expériences un moyen de préparer des « vaccins » antirabiques tout à fait inoffensifs, essayèrent de traiter ainsi 25 personnes mordues à la face par des loups enragés (1).

On sait par les statistiques publiées par l'Institut Pasteur que les morsures d'animaux enragés ont une gravité sept ou huit fois plus grande lorsqu'elles intéressent la tête ou le visage. Chez le loup, ces blessures sont très dangereuses, à cause de l'activité plus grande du virus, et comme il est prouvé expérimentalement que le virus

---

(1) Babès et Cerchez. — Principes de vaccination contre la rage de l'homme par le sang d'animaux immunisés, *Ann. de l'Inst. de Pathologie et de Bactériologie de Bucharest*, 1891, Vol. II.

rabique se propage par la voie des nerfs dans la grande majorité des cas et que, de la face au cerveau, le trajet est peu long à parcourir et par conséquent l'incubation plus courte, il importait de traiter ces personnes d'une manière intensive. C'est pour cette raison que Babès eut l'idée de combiner le traitement pasteurien intensif avec l'emploi du sang de chien rendu réfractaire, dont il avait établi l'efficacité et l'innocuité.

C'est dans son laboratoire de Bucharest qu'il fit le premier essai de son traitement. Il divisa les mordus en deux groupes : ceux qui avaient de graves et profondes blessures, notamment à la tête, et ceux qui avaient été moins gravement mordus. Les douze premiers reçurent, outre le traitement Pasteur, de deux jours en deux jours, des injections alternatives de dix grammes de sang des hommes (1) et des chiens immunisés.

Le traitement fut très encourageant, car un seul des gravement mordus, qui avait reçu du sang, a succombé à la rage ; tandis que, parmi le groupe des personnes mordues moins gravement et qui ne reçurent point de sang, deux succombèrent avec les symptômes rabiques. La seule personne gravement mordue par ce même animal et qui n'était pas venue à Bucharest pour subir le traitement antirabique est morte de la rage. Toutes les autres qui purent finir le traitement sont bien portantes.

Depuis ce jour, le directeur de l'Institut de Bucharest a pratiqué plusieurs fois cette vaccination tout à fait inof-

_____

(1) Deux garçons de laboratoire attachés au service antirabique et qui se sont fait vacciner plusieurs fois d'après cette méthode intensive ont consenti à donner de leur sang, qu'on leur a retiré en appliquant des ventouses.

fensive, surtout dans les cas où, gravement mordues et arrivées tard, les personnes le désirent. Babès pense que, dans ces cas-là, ce traitement rendra de bons services, surtout lorsqu'il est de la plus grande importance d'arriver aussi vite que possible aux vaccins efficaces.

CHAPITRE DEUXIÈME

EXPÉRIENCES SUR LES PRÉTENDUES PROPRIÉTÉS ANTIRABIQUES DE LA BILE

Voyant la facilité avec laquelle les venins traversent le tube digestif, certains auteurs eurent l'idée de rechercher si, dans les sécrétions de l'intestin, il n'existerait pas de substance antivenimeuse. Les recherches portèrent tout d'abord sur la bile. Fraser (1), d'Edimbourg, montra qu'une dose minime de bile, soit de serpent, soit de mammifère, peut neutraliser une dose mortelle de venin ; Wehrmann (2) fit agir sur les venins de la bile d'anguilles et de vipères et remarqua l'atténuation de leur activité ; il neutralisa aussi par la bile la toxine tétanique. Phisalix (3) et Calmette (4), dans leurs expériences sur le même

(1) Th. Fraser. — Bemerkungen über die antitoxischen Eigenschaften der Galle der Schlange und anderer Tiere. — Cenbralblatt für Bakt, 1897. N. 14 und 15.

(2) C. Wehrmann. — Recherches sur les propriétés toxiques et antitoxiques du sang et de la bile des anguilles et des vipères. — Ann. de l'Inst. Pasteur. Novembre 1897.

(3) Phisalix. — La cholestérine et les sels biliaires vaccins chimiques du venin de vipère. — Société de Biologie. Décembre 1897.

(4) Calmette. — Sur le mécanisme de l'immunisation contre les venins. — Ann. de l'Inst. Pasteur. Mai 1898.

sujet, trouvèrent à la bile les mêmes propriétés neutralisantes. La bile agissait sur les venins par mélange et
n'avait aucun effet lorsque la bile et les venins étaient
introduits en des points séparés du corps. Ces auteurs
concluaient aussi que la bile n'avait pas de pouvoir *préventif* et qu'elle ne possédait pas une réelle *spécificité*.

A la même époque, R. Koch (1) fit connaître les résultats
de l'action de la bile sur la peste bovine qu'il avait étudiée
à Kimberley.

« On peut », dit il, « chose remarquable, immuniser
» les animaux sains avec la bile d'animaux atteints de la
» peste. Il suffit d'une injection sous-cutanée de 10 cc.
» de cette bile. L'immunité se déclare au 10ᵐᵉ jour et elle
» est d'une telle force que, même après 4 semaines, 40 cc.
» de sang pesteux ne sont d'aucun danger... Je conseille
» beaucoup d'employer ce mode de vaccination, qui me
» paraît très actif ».

Franzius (2), inspiré par ce travail, eut l'idée de rechercher si la bile n'aurait aucune action sur le virus rabique.
Il prit de la bile de lapins enragés et constata d'abord que
cette bile n'était point *virulente*. Il étudia ensuite le pouvoir préventif de cette bile; il inocula à plusieurs reprises
à des lapins 0,50 à 1 cc. de bile rabique sous la peau ;
dix jours après la dernière inoculation de bile, il trépana
et injecta sous la dure-mère une dose mortelle de virus

---

(1) R. Koch. — Berichte des Herrn Prof. Dr Koch über seine in
Kimberley gemachten versuche bezüglich Bekämpfung der Rin-
derpest. — Centralblatt für Bakt. Bd. XXI. N. 13 und 14.

(2) Franzius. — Die Galle toller Tiere als Antitoxin gegen
Tollwut. — Centralblatt für Bakt. Bd. XXIII, p. 782,

fixe. Tous les lapins, sauf un, succombèrent à la rage. Il conclut que la bile des animaux enragés ne possède pas de propriétés préventives.

Dans une seconde série d'expériences, Franzius inocula le virus dans la chambre antérieure de l'œil droit, tandis que l'œil gauche reçut une égale quantité de bile rabique. Les animaux inoculés dans ces conditions (quatre cobayes et cinq lapins) moururent tous de la rage, mais moins rapidement que les témoins.

L'auteur inocula enfin, sous la dure-mère de neuf lapins, un mélange à volumes égaux de bile rabique et d'une émulsion de virus fixe (bile 0,2, émulsion de moelle allongée 0,2) ; les neuf animaux inoculés survécurent.

La bile des animaux morts de la rage neutralise donc le virus rabique. « Ce pouvoir », dit Franzius, « n'est » pas dû à une simple action chimique : il s'agit là d'un » *véritable pouvoir antitoxique, car la bile des animaux* » *sains (bœuf, porc, mouton), mélangée au virus et ino-* » *culée dans les mêmes conditions n'entrave nullement* » *l'évolution de la rage.* »

M. Vallée, en 1899, après avoir lu le mémoire de Franzius, s'étonna d'abord que l'antitoxine rabique, si elle existe réellement dans la bile, exerçât seulement son action lorsqu'on l'introduit *sous la dure-mère mélangée au virus*, alors qu'elle restait inactive lorsqu'on l'inoculait sous la peau à *titre préventif*. Il voulut vérifier les résultats de Franzius et entreprit une série de recherches portant sur soixante lapins (1). Il utilisa pour ses expériences de la

---

(1) H. Vallée. Recherches sur les propriétés neutralisantes de la bile à l'égard du virus rabique.— *Ann. de l'Inst. Pasteur,* juin 1899.

bile de lapin soit enragé, soit sain, alors que Franzius n'avait pas expérimenté avec la bile de lapin normal. Il rechercha d'abord la propriété préventive de la bile de lapin enragé inoculée sous la peau. L'introduction de ce liquide sous la peau ne lui donna aucun résultat. Tous ses lapins moururent (Vallée ne dit pas s'il y avait eu un retard), sauf un. Il en conclut que la bile n'avait aucune action préventive. La rage évoluait chez ces animaux comme chez les témoins. Il inocula ensuite sous la dure-mère un mélange à volumes égaux d'une émulsion de virus rabique et de bile de lapin enragé. A la suite de cette trépanation, il remarqua des phénomènes graves (coma, troubles épileptiformes) qui se terminaient par la mort des animaux en un délai variant de quelques minutes à quarante-huit heures. Il changea alors son mode opératoire et fit les inoculations dans la chambre antérieure de l'œil. Huit lapins furent inoculés ainsi, avec un mélange à volumes égaux de bile rabique et de virus de provenances diverses. Les huit lapins inoculés par ce procédé ont résisté ; les témoins succombèrent dans les délais ordinaires. Ces faits confirmèrent donc le résultat des inoculations intracrâniennes, à savoir qu'une émulsion de bile rabique et de virus rabique à parties égales ne tue pas les animaux.

Jusque-là, les conclusions de Vallée étaient les mêmes que celles de Franzius, quant à l'atténuation produite sur le virus rabique par son mélange avec de la bile provenant d'un lapin enragé. Il expérimenta alors avec de la bile d'un lapin sain et sacrifié.

Il inocula donc à six lapins, dans la chambre antérieure de l'œil droit, un mélange à volumes égaux d'une fine émulsion de bulbe virulent et de bile de lapin normal, en même temps que des témoins reçurent le virus pur.

Tous les témoins succombèrent à la rage ; *pas un seul des lapins inoculés avec le mélange de virus et de bile normale ne devint enragé.* Vallée s'autorisa de la sorte à conclure que la bile des animaux morts de la rage *n'était pas antitoxique,* mais qu'elle agissait bien plutôt à la manière d'un *antiseptique.*

Le pouvoir des antitoxines est anéanti par la chaleur. Vallée voulut voir si cette antitoxine se comporterait comme les autres. Il chauffa donc une assez grande quantité de bile (110° pendant 10 minutes) et, une fois refroidie, il la mélangea par parties égales avec du bulbe virulent. Plusieurs lapins ont été inoculés sous la dure-mère avec quelques gouttes de ce mélange ; un certain nombre d'entre eux a succombé immédiatement ; les animaux qui survécurent *ne devinrent pas enragés.*

Par conséquent, dit Vallée, on ne peut admettre que la bile agisse comme antitoxique. Son action est purement antiseptique ; il suffit de quelques minutes de contact pour obtenir la neutralisation du virus. De plus, elle ne confère point d'immunité ; tous les lapins qui avaient résisté aux inoculations sous les méninges ou dans l'œil de bile rabique, de bile rabique chauffée, de bile normale, mélangées au virus ont succombé à l'inoculation de contrôle. Tous moururent dans les délais ordinaires.

Par conséquent, Vallée croit devoir conclure :

1° La bile des lapins morts de la rage ne renferme pas d'antitoxine rabique ;

2° La bile du lapin joue, à l'égard du virus rabique, le rôle d'un antiseptique très actif. En quelques minutes, une émulsion de bulbe virulent est neutralisée par un volume égal de bile ;

3° L'inoculation d'un mélange à volumes égaux de virus rabique et de bile de lapin mort de la rage, ou de bile de lapin sain, ne tue pas les animaux; elle ne leur donne pas l'immunité.

A la même époque, Lebell (de Jassy), avec l'assistance de M. le docteur Gelehrter, contrôla les expériences de Franzius (1). Il fit les expériences suivantes :

1° Il inocula sous la dure-mère, à deux lapins, 2 centigrammes d'un mélange, à parties égales, d'une émulsion de virus fixe et de bile extraite, dans les conditions les plus antiseptiques, d'un lapin mort de la rage le 8° jour après l'inoculation sous la dure-mère d'une émulsion de virus fixe. Le température rectale varia pendant 9 jours entre 38° et 39° C. Le 10° jour, apparurent les symptômes rabiques et l'animal mourut de la rage le 11° jour.

Le témoin, inoculé le même jour avec du virus fixe, mourut le 8° jour.

2° Il inocule à deux lapins une dose d'émulsion de virus fixe dans la chambre antérieure de l'œil droit et, en même temps, dans la chambre antérieure de l'œil gauche, 2 centigrammes de bile extraite d'un lapin enragé. Pendant 6 jours, la température varie entre 39° et 39°,5 C.; le septième et le huitième jour, la température augmenta chez l'un jusqu'à 41°,8 C., et la paralysie rabique se manifesta. L'un mourut le onzième jour et l'autre, le douzième jour après l'inoculation.

---

(1) Lebell. — Recherches sur l'antitoxine dans la bile des animaux enragés (*Centralblatt für Bakteriologie*. Bd. XXVI. Novembre 1899).

Le témoin, inoculé par injection intraglobulaire de virus fixe, mourut le neuvième jour.

3° Il inocula à deux lapins une dose d'émulsion de virus fixe dans la chambre antérieure de l'œil droit ; immédiatement après, il injecta dans la veine auriculaire 2 grammes de bile rabique. Pendant neuf jours, chaque lapin reçut la même quantité de bile rabique en injections sous-cutanées. La température oscille entre 39° et 40° C. Le neuvième et le dixième jour, apparaissent chez les deux animaux les symptômes de la rage de laboratoire. L'un meurt le dixième et l'autre le onzième jour après l'inoculation. Le témoin, inoculé dans l'œil avec du virus fixe, meurt le neuvième jour.

4° On inocule sous la dure-mère, à deux lapins, 3 centigrammes de bile rabique. Pendant cinq jours, on leur inocule quotidiennement 3 centigrammes de bile rabique. Pendant tout ce temps, la température varie entre 38°,5 et 38°,9 C. et les animaux n'offrent rien d'anormal. Le cinquième jour, on leur inocule dans la chambre antérieure de l'œil une dose de virus fixe. Tous deux meurent de rage, le onzième jour après l'inoculation.

5° On injecte sous la dure-mère, à deux lapins, 2 centigrammes d'un mélange, à parties égales, d'émulsion de virus fixe et de bile d'un lapin sain et sacrifié. En même temps, on injecte à un témoin une dose de la même émulsion pure de virus fixe. Les trois lapins tombent paralysés le cinquième jour, et meurent le huitième jour.

De ces expériences, Lebell conclut :

1° La bile des animaux enragés semble avoir *in vitro* une certaine action neutralisante sur le virus rabique ;

2° Cette bile semble avoir également une action atténuante dans l'organisme sur le virus fixe ;

3° La bile des lapins sains n'exerce aucune action atténuante sur les manifestations rabiques ;

4° Cette action atténuante paraît être due à une *substance antitoxique* formée dans la bile des animaux enragés.

Au moment où Lebell écrivait ses conclusions, il reçut le mémoire de Vallèe qui rejetait le pouvoir *antitoxique* de la bile. Vallèe prétendait que si la bile était antitoxique, elle devait se comporter absolument, comme les autres antitoxines et perdre, par conséquent cette propriété par la chaleur, ce qu'il prouvait par ses expériences avec la bile chauffée : les lapins qu'il avait inoculés avec cette bile ne contractèrent point la rage. Lebell reprit ses expériences sur ce point, et obtint des résultats opposés. Il chauffa, à 115° C. pendant 15 minutes, de la bile qu'il injecta ensuite à des lapins ; il n'obtint aucun retard dans la marche du processus rabique, et tous ses lapins moururent dans les délais ordinaires. Il maintint donc toutes ses conclusions.

Comme on le voit, Lebell, d'accord avec Franzius, sauf en ce qui concerne la propriété préventive, est en complet désaccord avec Vallée. Lebell et Franzius soutiennent le pouvoir antitoxique de la bile ; Vallèe rejette ce pouvoir ; Lebell et Franzius concluent que la bile normale n'a aucune action sur le virus fixe ; Vallée soutient le contraire.

Nous avons voulu contrôler nous même ces expériences et examiner l'action de la bile rabique et normale à l'égard du virus fixe.

Dans toutes nos trépanations, nous n'avons employé,

comme Lebell, que du virus fixe. Vallèe n'est pas très explicite à cet égard, et Lebell lui a fait déjà la même observation. La bile employée était extraite, immédiatement après la mort, d'un lapin ayant succombé à la paralysie rabique dans les délais ordinaires, c'est-à-dire neuf à dix jours après la trépanation avec du virus fixe.

La bile normale était extraite le plus aseptiquement possible d'un lapin sain.

Première Expérience (1)

BILE ET VIRUS FIXE MÉLANGÉS

a) *Bile rabique*

2 novembre 1900. – Un lapin trépané reçoit sous la dure-mère 1/10 de cc. d'un mélange en parties égales de virus fixe et de bile rabique.

La bile rabique et le virus fixe étaient restés en contact 15 minutes environ.

3 novembre. – Mort. L'animal a succombé à la suite de convulsions provoquées par l'introduction de bile sous la dure-mère.

2 novembre 1900. — Un lapin trépané reçoit sous la dure-mère la même quantité du mélange précédent.

Durée de contact du virus et de la bile 10 à 15 minutes.

26 novembre. — Le lapin est encore vivant.

---

(1) Pour toutes ces expériences, nous avons considéré comme témoins les lapins trépanés avec le virus fixe destiné à servir à l'inoculation des lapins utilisés pour le service antirabique.

8 novembre 1900. — Un lapin trépané reçoit sous la dure-mère 1/10 de cc. d'un mélange en parties égales de virus fixe et de bile rabique.

Le contact avait duré 3 à 4 minutes.

16 novembre. — Paralysie. (Incubation : 8 jours).

19   —   Mort.

b) *Bile normale*

3 novembre 1900. — Un lapin est trépané et reçoit sous la dure-mère 1/10 de cc. d'un mélange à volumes égaux de virus fixe et de bile de lapin sain.

Durée de contact 10 à 12 minutes.

17 novembre. — Le lapin meurt 14 jours après la trépanation, sans avoir présenté de paralysie. (L'inoculation de son bulbe à un autre lapin est restée sans résultat.)

---

3 novembre 1900. Un lapin est trépané et reçoit sous la dure-mère la même quantité du même mélange précédent. Durée du contact, 15 à 20 min.

26 novembre. — Ce lapin est encore vivant.

Tous ces lapins, qui avaient reçu de la bile mélangée au virus fixe sous les méninges, présentèrent, quelques instants après la trépanation, des troubles cérébraux remarquables.

Ces troubles commencent par une sorte d'état d'inquiétude chez le lapin. Sa tête est agitée de petits frémissements, il la tourne par saccades de tous les côtés, il mâchonne sans cesse; puis, survient une contraction brusque des muscles de la nuque qui relève peu à peu sa tête.

Il se met alors en opisthotonos. Ses pattes antérieures sont en complète extension. Les muscles de la nuque sont agités de mouvements cloniques très sensibles au toucher. Le mouvement en arrière s'accentue parfois davantage et oblige le lapin à quitter le sol de ses pattes antérieures. Ces pattes sont alors agitées de petits frémissements ; il se tient sur son train postérieur, remue les lèvres et grince des dents. Les yeux restent fixes. Au bout d'une minute, sa tête s'abaisse, ses pattes touchent le sol et l'accès est terminé. A ce moment, le lapin présente les signes de la stupeur. Il est affalé sur ses pattes antérieures, qui ne peuvent le soutenir, et reste immobile. Le bruit ne l'effraie pas et ne provoque pas d'accès. Pour le déterminer, il suffit parfois de soulever le lapin par les oreilles ; d'une manière ordinaire, l'accès recommence au bout d'une minute sans avoir été intentionnellement provoqué.

Ces phénomènes s'amendent trois heures environ après la trépanation et ne reparaissent plus chez ceux qui survivent. Chez d'autres, les accès se prolongent et amènent la mort après un coma prolongé.

Cette expérience nous montre que la bile normale, comme la bile rabique, est susceptible d'annihiler l'action du virus rabique.

Dans un cas, l'animal n'a pas survécu ; nous pensons devoir attribuer ce résultat à ce que les deux substances ont été injectées immédiatement après leur mélange ; toutefois, il semblerait que cette action *empêchante* a commencé à se produire puisque notre lapin est tombé paralysé avec un jour de retard, ce qui ne se produit jamais avec le virus fixe.

Expérience II

a) *Bile rabique.*

6 novembre 1900. — Un lapin est trépané et on injecte dans son cerveau 1/8 de cc. d'une émulsion de virus fixe. Le même jour, on lui injecte *sous la peau* 1/4 de cc. de bile rabique.

13 novembre. — Paralysie (incubation : 7 jours).

16   —   Mort.

---

6 novembre 1900. - Un lapin trépané reçoit dans le cerveau 1/8 de cc. de virus fixe. Le même jour, on lui fait une injection *intraveineuse* de 1/4 de cc. de bile rabique.

13 novembre. — Paralysie (incubation : 7 jours).

17   —   Mort.

b) *Bile normale*

3 novembre 1900. — Un lapin trépané reçoit dans le cerveau 1/8 de cc. d'une émulsion de virus fixe. Le même jour, il reçoit *sous la peau* 1/4 de cc. de bile de lapin sain.

10 novembre. — Paralysie (incubation : 7 jours).

11   —   Mort.

---

3 novembre. — Un lapin trépané reçoit dans le cerveau 1/8 de cc. d'une émulsion de virus fixe. Le même jour,

on lui fait une injection *intraveineuse* de 1/4 de cc. de bile normale.

26 novembre. — Ce lapin vit encore.

Cette expérience nous montre que la bile rabique administrée par les voies sous-cutanée et intraveineuse n'a empêché en rien les effets du virus introduit par trépanation. Avec la bile normale, nous n'avons eu également aucun effet par la voie sous-cutanée. Par la voie intraveineuse, elle a paru agir (fait que nous nous réservons d'interpréter par des expériences ultérieures).

Expérience III

BILE ADMINISTRÉE PRÉVENTIVEMENT PAR LES VOIES SOUS-CUTANÉE ET INTRAVEINEUSE. INJECTIONS MULTIPLES

a) *Bile rabique*

8 novembre 1900. — On injecte à un lapin *sous la peau* 1/4 de cc. de bile rabique.

9 novembre. – Même injection.

11 — Même injection.

12 — Trépanation avec 1/8 de cc. de virus fixe.

18 novembre. — Paralysie (incubation : 6 jours).

21 — Mort.

---

8 novembre. — On injecte à un lapin *dans la veine* auriculaire 1/4 de cc. de bile rabique.

9 novembre. — Même injection.

11 novembre. — Même injection.

12 — Trépanation avec 1/8 de cc. de virus fixe. Le lapin présente un fort œdème des oreilles.

18 novembre. — Paralysie (6 jours d'incubation).

21 — Mort.

b) *Bile normale*

11 novembre. — On injecte à un lapin *sous la peau* 1/4 de cc. de bile de lapin sain.

13 novembre. — Même injection.

14 — Même injection.

15 — Trépanation avec 1/8 de cc. de virus fixe.

22 novembre. — Paralysie (incubation : 7 jours).

23 — Mort.

---

11 novembre. — On injecte à un lapin *dans la veine* auriculaire 1/4 de cc. de bile de lapin sain.

L'injection de bile paraît douloureuse et le lapin semble fatigué.

13 novembre — Même injection.

14 — Même injection.

15 — Trépanation avec 1/8 de cc. de virus fixe.

22 novembre. — Paralysie (incubation : 7 jours).

24 — Mort.

Ici encore, nous concluons à l'absence d'action immunisante de la bile soit rabique, soit normale, administrée par les voies sous-cutanée et intraveineuse, en une série d'injections avant la trépanation.

Expérience IV

a) *Bile rabique*

12 novembre 1900. — Un lapin trépané reçoit dans le cerveau 1/8 de cc. de virus fixe. Le même jour, on lui fait une injection *sous-cutanée* avec 1/4 de cc. de bile rabique.

14 novembre. — Même injection.
16 — Même injection.
18 — Paralysie (incubation : 6 jours).
11 — Mort.

---

12 novembre 1900. — Un lapin trépané reçoit dans le cerveau 1/8 de cc. de virus fixe. Le même jour, on lui fait une injection *intraveineuse* avec 1/4 de cc. de bile rabique.

14 novembre. — Même injection.
16 — Même injection.
Ces injections paraissent très douloureuses.
18 novembre. — Paralysie (incubation : 6 jours).
21 — Mort.

b) *Bile normale*

16 novembre 1900. — Un lapin trépané reçoit dans le cerveau 1/8 de cc. de virus fixe. Le même jour, on lui fait une injection *sous-cutanée* de 1/4 de cc. de bile normale.

18 novembre. — Même injection.
20 — —
22 — Mort accidentelle.

18 novembre 1900. — Un lapin trépané reçoit dans le cerveau 1/8 de cc. d'une émulsion de virus fixe. Le même jour, on lui fait une injection *intraveineuse* de 1/4 de cc. de bile normale.

20 novembre. — Même injection.

21 — —

24 — Paralysie (incubation : 6 jours).

26 — Mort.

Pendant la période d'incubation, la bile rabique et normale, injectée à plusieurs reprises, n'a produit aucun effet.

Expérience V

INFLUENCE DE LA DURÉE DE CONTACT DE LA BILE ET DU VIRUS FIXE

a) *Bile rabique*

14 novembre 1900. — Un lapin trépané reçoit dans le cerveau 1/10 de cc. d'un mélange en parties égales de virus fixe et de bile rabique.

Ce mélange était resté en contact pendant une heure, avant l'injection.

26 novembre. — Ce lapin est encore vivant.

14 novembre 1900. — Un lapin trépané reçoit dans le cerveau 1/10 de cc. du même mélange.

Ce mélange était resté deux heures en contact.

15 novembre 1900. — Mort accidentelle.

14 novembre 1900. — Un lapin trépané reçoit dans le cerveau la même quantité du même mélange resté en contact pendant trois heures.

26 novembre. — Ce lapin est encore vivant.

b) *Bile normale*

3 novembre 1900. — Un lapin trépané reçoit dans le cerveau 1/10 de cc. d'un mélange en parties égales de virus fixe et de bile de lapin sain. Le mélange était resté une heure en contact.

4 novembre. — Mort accidentelle.

---

3 novembre 1900. — Un lapin trépané reçoit dans le cerveau la même quantité du même mélange resté en contact pendant deux heures.

26 novembre. — Ce lapin est encore vivant.

---

3 novembre 1900. — Un lapin trépané reçoit dans le cerveau la même quantité du même mélange resté en contact pendant trois heures.

4 novembre. — Mort accidentelle.

Tous ces lapins présentèrent les mêmes troubles cérébraux décrits après l'expérience I.

Cette dernière expérience a montré que l'influence de la durée du contact n'a pas une grande signification au point de vue de la neutralisation du virus fixe, tout au moins dans les limites de temps réalisées dans cette expérience. Elle confirme, toutefois, les résultats de la première expérience.

D'après ces expériences, on voit que nous nous rapprochons beaucoup des conclusions de Vallée. D'accord avec lui, nous constatons que la bile rabique n'a aucune *propriété spécifique* ; la bile normale agit tout aussi bien que la bile rabique. Franzius, dans ses expériences avec la bile normale, n'a pas employé la bile de lapins ; nous ne nous expliquons pas pourquoi. Lebell n'accuse aucun retard ; tous les lapins trépanés avec un mélange de bile normale et de virus fixe moururent dans les délais ordinaires. Dans nos expériences, tous les lapins qui échappèrent aux troubles cérébraux causés par la bile introduite dans le cerveau survivent encore, et prouvent d'une façon manifeste l'action « *empêchante* » de la bile normale. Les lapins trépanés avec un mélange de bile rabique et de virus fixe échappèrent aussi à la maladie. Lebell dans ses expériences ne constate que des retards. Or, nous remarquons qu'il fait un reproche à Vallée d'injecter une trop grande quantité de mélange tandis qu'il n'en injecte lui-même qu'une très faible quantité. Nous nous croyons donc autorisés à penser que s'il n'a pas observé une action *empêchante* aussi accentuée que Vallée et que nous-même, c'est qu'il employait des doses différentes des nôtres. C'est pour le même motif, sans doute, qu'il n'a pas non plus observé les troubles cérébraux notés par Vallée et décrits à la suite de notre première expérience.

Nous ne pouvons non plus donner à cette bile le nom d'*antitoxine*, comme l'appellent Franzius et Lebell ; ne connaissant pas la toxine rabique, ce nom est dépourvu de sens lorsqu'il s'applique au virus de la rage. Vallée, qui emploie le mot *antiseptique*, est plus correct au point de vue de l'expression ; la bile agit à l'égard du virus comme un puissant antiseptique ou comme agent *anti-virulent*. Ce qui montre aussi que la bile n'agit pas comme antitoxique, c'est que, injectée dans le corps avec le virus fixe, en deux points différents, elle n'a aucune action sur le virus.

Il en est de même que pour les expériences de Fraser, de Phisalix et de Calmette sur le venin des serpents. La bile n'est antivenimeuse que lorsqu'on l'injecte dans le corps d'un animal après avoir été en contact avec le venin. Elle n'est donc pas antitoxique, mais antivenimeuse.

Il en est ainsi à l'égard du virus rabique, la bile n'agit que lorsqu'elle a été en contact avec le virus lui-même ; injectée en des endroits différents du corps, elle reste sans effet. Il doit y avoir dans la bile un agent antivirulent, qui neutralise le virus rabique lorsqu'on les mélange *in vitro*.

Mais elle est dénuée de propriétés *préventives* ou immunisantes. Franzius et Vallée sont en contradiction en cela avec Lebell, qui affirme que la bile est douée de propriétés préventives. Dans nos expériences, nous n'avons rien constaté qui pût nous permettre de formuler une telle assertion. Tous nos lapins inoculés préventivement sont morts avec symptômes rabiques et sans *aucun retard*. Ces lapins avaient reçu les injections de bile, les uns dans la veine auriculaire, les autres sous la peau ; et les injections avaient été faites plusieurs fois avant la trépanation. Les injections multiples de bile pendant l'incubation ne nous ont donné aucun résultat.

Enfin, nous avons essayé d'éprouver l'influence de la durée de contact. Ces expériences faites après une heure, deux heures et trois heures, prouvent seulement qu'à par-

tir d'une durée de dix minutes environ, la prolongation
du contact est sans influence. Mais nous ne pouvons nous
prononcer sur l'action de durée plus courte. D'après
Vallée, un contact de quelques minutes neutralise le
virus fixe ; si le mélange est employé dès sa préparation
et que le contact n'ait eu lieu que deux ou trois minutes,
l'action du virus fixe n'est point empêchée. Dans notre
première expérience, nous avons un fait qui semble corro-
borer celui de Vallée. Trois lapins reçurent un mélange
de virus fixe et de bile rabique. Un lapin mourut acci-
dentellement ; le second survécut, et le troisième mourut
le 11e jour après la trépanation. Or, ce fut ce lapin qui fut
inoculé le premier avec le mélange de virus fixe et de bile
qui était resté seulement quelques minutes en contact ; la
durée de contact avait été trop courte pour permettre la
neutralisation du virus.

Le lapin qui a survécu avait été inoculé 12 à 15 minutes
après le mélange fait. A notre avis, cette question mérite-
rait de nouveaux essais.

En somme, nos expériences montrent l'action neutralisante de la bile soit rabique, soit normale, à l'égard du
virus fixe. Cette neutralisation est peut-être de même
ordre que celle que donne le suc gastrique. Wyrsikowsky (1), le premier, démontra que le suc gastrique détruit
rapidement le virus rabique. Plus tard, Tizzoni et Centanni (2), opérant avec le suc gastrique artificiel mélangé
à du virus fixe, obtinrent, après une digestion *in vitro* de

---

(1) Wyrsikowsky. — Wratch, 1891, n° 38.
(2) Tizzoni et Centanni.— Deutsche Medicinische Wochenschrift,
1892.

19 heures, une substance tout à fait inoffensive et vacci-
nante.

Nous admettons comme vraisemblable qu'il s'agit d'une
action neutralisante directe. Toutefois, considérant les
troubles cérébraux qui eurent lieu après des injections de
bile, nous nous sommes demandé si cette action empêchante
n'était pas due à une modification du terrain, et si la bile,
par son action directe sur les cellules nerveuses, ne pouvait pas opposer une barrière au virus rabique. Nous
nous proposons, dans ce but, de faire une série d'expériences ultérieures.

Nous concluons donc à une action *antivirulente* de la
bile sur le virus rabique, mais il faut, pour obtenir ces
phénomènes neutralisants, qu'il y ait contact direct entre
les deux substances.

CONCLUSIONS GÉNÉRALES

Les résultats de nos expériences se résument dans les conclusions suivantes :

1° Le sérum de mouton immunisé par injections intraveineuses manifeste une certaine propriété préventive. Toutefois, même après de très grandes quantités de virus introduites dans les veines, le sérum a une efficacité restreinte et ne paraît pas pouvoir être utilisé dans la pratique;

2° Introduit sous la peau, dans le péritoine ou dans les veines, pendant la période d'incubation, après trépanation avec le *virus fixe*, il est inefficace.

3° Injecté dans le cerveau pendant l'incubation et après l'apparition des premiers symptômes, il nous a paru doué d'une certaine efficacité.

4° Mêlé au virus fixe et introduit par trépanation, le sérum, nous a donné, dans la plupart des cas, une prolongation de la période d'incubation.

5° Ce sérum antirabique a une action spécifique, puisque les sérums antidiphtérique et antityphique injectés dans le cerveau après leur mélange avec du virus fixe n'ont pas détruit l'activité de ce dernier.

6° Des injections de sérum, administrées pendant l'incubation par la voie sous-cutanée et par la voie intraveineuse à des animaux ayant reçu par trépanation du *virus des rues* ont donné lieu à une forme *paraplégique* spéciale, qu'on n'observe pas habituellement dans la rage confirmée.

7° Mélangé au virus des rues et introduit par trépanation, le sérum a présenté une certaine efficacité.

8° La bile de lapin rabique paraît agir au même titre que la bile normale ; elle ne possède pas de propriété antirabique *spécifique*.

9° La bile de lapin, aussi bien normale que rabique, manifeste une action antivirulente lorsqu'on la met en contact avec le virus.

10° Il suffit de quelques minutes de contact pour neutraliser le virus fixe. Un contact prolongé n'a pas une influence proportionnelle à sa durée.

11° Les injections de bile normale ou rabique ne paraissent pas avoir d'action préventive, qu'elles soient faites avant l'inoculation du virus ou pendant l'incubation.

INDEX ALPHABÉTIQUE

Tizzoni et Schwarz. — Le sérum des animaux vaccinés contre la rage. Son rôle dans l'immunité et la guérison de cette maladie (*Riforma Medica*, 23 août 1891).

H. Vallée. — Recherches sur les propriétés neutralisantes de la bile à l'égard du virus rabique (*Annales de l'Inst. Pasteur*, juin 1899).

C. Wehrmann. — Recherches sur les propriétés toxiques et antitoxiques du sang et de la bile des anguilles et des vipères (*Ann. de l'Inst. Pasteur*, novembre 1897).

Wyrsikowsky. — *Wratch*, 1891, N. 38.

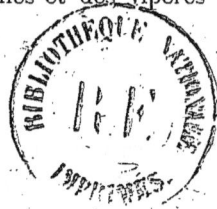

www.ingramcontent.com/pod-product-compliance
Lightning Source LLC
Chambersburg PA
CBHW032306210326
41520CB00047B/2254